Dr ROUFFINET

Ancien interne des Hôpitaux de Paris.

Description clinique et traitement des cas les plus typiques de typhus pyogéno=bacillaire, tels qu'on peut les observer en différents points du territoire français

PARIS

G. STEINHEIL, ÉDITEUR

1910

AUTRES TRAVAUX DE L'AUTEUR

1º **Des Troubles oculaires dans l'ataxie locomotrice** (revue. *Gazette des Hôpitaux*).

2º **De l'Œil hystérique** (revue, *Gazette des Hôpitaux*).

3º **Troubles oculaires dans la syringomyélie et la maladie de Morvan** (*Thèse*, 1891).

4º **Traitement de la conjonctivite catarrhale.**

5º **Réflexions sur deux cas de zona ophtalmique** (travail lu à la *Société médicale du XIXᵉ arrondissement de Paris*).

Description clinique et traitement des cas les plus typiques de typhus pyogéno=bacillaire, tels qu'on peut les observer en diffé=rents points du territoire français

Par M. le Dr ROUFFINET
Ancien interne des hôpitaux de Paris

Il est des maladies, lesquelles par leur petit et grand côté, c'est-à-dire, par leur morphologie bénigne ou grave inquiètent, tourmentent, frappent, effrayent l'esprit. L'infection qu'on a désignée et qu'on peut désigner sous le nom de typhus pyogéno-bacillaire est de ce nombre.

Pour elle, il en a été comme pour beaucoup d'autres ; la crainte, la terreur, l'horreur la firent désigner et par les personnes étrangères à l'art médical et par les médecins, sous les noms ou exhibiteurs par leur consonnance de quelque point de sa morphologie, de ses atteintes les plus criardes, les plus manifestes et très souvent par des termes dont l'audition ou les transcriptions par des peintures et dessins et bas-reliefs décelèrent les effets les plus terribles.

Pas un musée en France, où l'avertissement populaire ne l'ait montrée ou en ses atteintes moindres ou en ses paroxysmes.

Pas un chantre des misères humaines, qui ne l'ait ou chantée ou versifiée ou placée sur des tréteaux.

Prosateurs, poètes, historiens, tous l'ont entendue, l'ont vue, l'ont redoutée, l'ont décrite en ses effets.

L'ironie et la comédie en avertirent doucement.

L'éloquence de la chaire elle-même, en sa véhémence attristante et clairvoyante eut des images, des métaphores, pour que l'esprit de l'humanité appréhendât cette maladie, la redoutàt, et apprît à l'éviter, à la diminuer, à la vaincre.

Bossuet, en ses sermons, le supplice de Gorgon, par exemple, en trace un tableau impressionnant.

Du Bellay, en son poème, *l'Olive*, où le ganglion infecté et la coloration jaune-verdàtre des téguments et de la face sont présentés sous forme de parabole versifiée, la chanta, malade et terrifié.

Ronsard, qu'elle tua jeune, la peignit en ses élégies...

D'Aubigné robuste, en ses écrits, se prit corps à corps avec elle, assista au dépérissement de ceux qu'elle hantait à leur agonie, à leur trépas, et mourut tard.

Michelet, historien, poète, par l'esprit, la vit, l'écrivit et fuyant la responsabilité de la faire humaine, en un style marquant, la traduisit.

Lamartine, Hugo, en leur romantisme la poursuivirent, la démontrèrent, la critiquèrent, l'énumérèrent, la flétrirent.

La Fontaine, d'un esprit si piquant mais doux, la fit enfanter par un Dieu, en sa fureur.

Partout où elle se montra, elle répercuta effrayante, à cause de ses méfaits, sur l'esprit de ceux qui assistèrent à ses ravages et ils la voulurent, humanitaires, dépeindre en ses cruautés.

Les noms les plus terribles lui servirent d'épithètes à intervalles très éloignés; elle fut désignée sous le nom de peste de Damiette, de Bordeaux, de Jaffa.

Au point de vue médical, il était difficile d'en faire le diagnostic, d'en apprécier l'évolution, d'en trouver la cause avant les découvertes bactériologiques : elle fut englobée le plus souvent sous la désignation vague de typhus.

La science contemporaine lui créa une individualité ; la littérature allemande cliniquement la signala en une de ses modalités, le typhus pulmonaire ou pulmonite ; différenciée de la tuberculose intestinale, de la dothiénenterie, elle fut présentée en des observations ; un mémoire important à ce point de vue est celui d'Andhoni.

La littérature anglaise en fit montre surtout en ses localisations de la partie inférieure du gros intestin ; d'où elle pouvait irradier sur tout l'organisme.

En sa localisation buccale, Cruet l'esquissa, en la désignant seulement par son facteur le plus important ; le pyogène et le leptothrix.

Les traités de pathologie les plus récents la signalent sous cette mention : infection bacillaire et ses mélanges et ses dérivés.

Mais si sa physionomie cliniquement se fit voir à beaucoup, son traitement pendant longtemps resta le plus souvent palliatif.

En effet pour se rendre maître, pour vaincre, pour annihiler cette maladie dont la définition est : infection des réseaux lymphatiques afférents et efférents et de leurs agglomérations, ou ganglions superficiels et viscéraux par les ptomaïnes des mélanges des pyogènes et du bacille, lesquels se prennent très rapidement pour évoluer très vite, à une température élevée, il fallait un milieu aseptique, lequel transformât, modifiât, arrêtât l'infection du chyle et de la lymphe ; or, en cette fin de siècle, le professeur Panas donna à la thérapeutique son huile aseptique.

Cliniquement, cette maladie affecte en son évolution deux grands types : le type apyrétique et le type à grandes températures.

Offrir au lecteur la description clinique des formes les plus usuelles de ce genre d'infection, et le traitement qui leur convient est le but de ce court et simple exposé.

TYPHUS INTESTINAL CHEZ L'ENFANT, L'ADOLESCENT ET L'ADULTE

Chez un enfant de deux, quatre, six et sept ans et au delà, les bords des narines sont colorés d'une rougeur érythémateuse, le souffle nasal se fait entendre plus intense, les mucosités nasales sont épaisses, jaunâtres souvent, sanguinolentes ; les mouvements de la mâchoire se font péniblement, la déglutition de la salive plus fréquente est bruyante; les bruits gastriques et intestinaux plus sonores, la face enluminée ou de couleur terreuse reflète des sensations de malaise, de gêne; souvent les muscles agités lui donnent une physionomie changeante; l'appétit est ou exagéré ou diminué; les fonctions intestinales ou ralenties ou plus intenses décèlent ou de la constipation ou de la diarrhée.

La nuit, des soubresauts musculaires remuent les membres; l'enfant se retourne dans son lit, dort mal, se plaint et puis est obligé de s'aliter, ses forces se refusent à son train ordinaire.

A le voir, sa physionomie indique l'inquiétude, l'affaissement ; des conjonctives humides plus colorées que d'habitude montrent vers les points lacrymaux un mucus purulent.

Les gencives rouges, tuméfiées, irrégulières, festonnées vers leurs bords dentaires, laissent à la pression digitale sourdre du pus; les mâchoires rigides ne permettent qu'incomplètement l'ouverture de l'orifice buccal et le maxillaire inférieur se projette en avant; les lèvres épaissies, rouge-brun, présentent des fissures et souvent des plaies circulaires à bords irréguliers. Le ventre, tantôt proéminent, tantôt aplati, est douloureux à la pression dans toute l'étendue; mais surtout dans la région du cœcum et de l'S iliaque; des selles plus liquides, plus fréquentes s'observent; selles couleur grisâtre, brun-noirâtre, d'odeur fétide et tenace.

Souvent des sensations nauséeuses et des vomissements alimentaires ou glaireux et très odorants se font voir.

Les ganglions lymphatiques cervicaux, sous-maxillaires, post-auriculaires sont hypertrophiés, durs, douloureux; de même les ganglions du pli de l'aine, de l'aisselle. La palpation de l'abdomen indique les ganglions péri-cœcaux dans le même état.

La peau est souvent le siège de sensations, de picotements, de chaleur, de démangeaisons douloureuses; ces sensations par le malade sont souvent rapprochées des sensations déterminées par les piqûres d'orties, de guêpes, ou les sensations que déterminent les fortes pincées. Les onyxis s'y voient, augmentant ce cortège fréquemment.

La soif est ardente.

La langue est recouverte d'un enduit blanc-bleuâtre le plus souvent, des traînées noires et jaunâtres à sa surface s'observent. Toute sa face dorsale est parsemée d'un granité en petits points de couleur rouge gris opalement ternes, analogues comme aspect à celui du tapioca cuit.

Les conjonctives ont souvent un reflet verdâtre.

La température est élevée, 39°,5, 40°.

La température et la diarrhée peuvent persister pendant cinq, douze, quinze jours, avec des hauts et des bas.

Quand l'amélioration se fait, et elle ne survient le plus souvent que quand le traitement est appliqué comme il convient et à temps, la chute de la température a lieu, mais pas tout d'un coup et cependant régulièrement et par baisses très appréciables.

Les selles reprennent leur consistance, couleur et odeur habituelles; l'insomnie, l'agitation disparaissent; l'appétit renaît; mais les digestions gastriques et intestinales sont lourdes, laborieuses.

La peau souvent est le siège d'efflorescences, de desquamations épithéliales, comme on en rencontre dans la rougeole et la scarlatine. Si le malade n'use pas du traitement, les rechutes sont fréquentes, de même les récidives, lesquelles prennent une gravité plus grande à chaque renouvellement et à chaque augmentation.

Le caractère est sombre, indocile, hargneux : le malade fuit les interrogations, mais trouve-t-il quelqu'un qui les lui évite et attribue seulement son caractère à la maladie, et c'est la vérité, sa satisfaction et sa confiance s'épanouissent et, au lieu de se soigner avec indifférence, il prend sa médication avec plaisir et espoir.

Cette description large, mais cependant complète en sa teneur la plus apparente, est la peinture du typhus intestinal pyogéno-bacillaire infantile et chez les jeunes adolescents, en sa modalité apyrétique l'abord et hyperthermique ensuite.

Le ganglion hypertrophié morbide supporte pendant longtemps le bacille et des cultures peu intenses de pyogènes : de la diminution de nutrition, du changement de caractère constitue le trait saillant de cette période ; puis les gencives altérées par les cultures du leptothrix prennent le pyogène. Celui-ci se cultive et rapidement et abondamment ; une lymphangite infectante part de ce point de départ pour envahir les muqueuses bucco-pharyngées œsophagiennes : la salive rendue anormale sert de milieu de production et de moyen de transport aux ptomaïnes garnies de leptothrix et de pus ; les ganglions hypertrophiés fonctionnent mal, les ptomaïnes infectantes s'y accumulent, le réseau lymphatique s'infecte de proche en proche ; le rein s'encombre, le foie ; l'équilibre entre les sécrétions préservant et les ptomaïnes infectant est rompu et l'incendie est allumé.

Pas secouru par le traitement qui convient à cette maladie, le patient peut guérir, mais le plus souvent la température reste à un taux élevé, le système lymphatique de la moelle et de l'encéphale s'infecte ; l'agitation, et agitation caractéristique, « agitation chantante », naît, puis la prostration lui succède et la mort survient le plus fréquemment.

La respiration de Cheyne-Stokes s'observe souvent les trois ou quatre derniers jours, car le malade meurt lentement.

Soigné, son évolution se fait en stationnement, sans accroît, ou en diminution, en l'espace d'un ou deux septénaires ; dans les atteintes faibles, en cinq ou six jours, et la guérison survient.

Une pâleur tégumentaire intense se voit non seulement sur la face, mais sur toute la surface du corps.

Les lésions gingivales, la glossite, la palatite ; le caractère des douleurs, « démangeaison cuisante strictive », aident à la différencier de la tuberculose ganglionnaire proprement dite.

La présence des ganglions hypertrophiés et douloureux et les signes précédents la sépare des infections intestinales aiguës ou suraiguës, par le bacterium coli.

Dans la dothiénentérie, les selles sont couleur

jaune d'or: l'évolution en trois périodes est bien déterminée; alors que dans le typhus pyogéno-bacillaire la température survient d'emblée ou presque d'emblée, en quelques heures, arrive à son summun et s'y maintient jusqu'à la mort du malade, s'il n'est pas traité.

De plus l'aspect de la langue dans le typhus pyogéno-bacillaire, au lieu, comme dans la dothiénentérie, d'être sèche et fuligineuse, est le plus souvent blanc bleu-jaunâtre.

Les troubles du système nerveux sont différents; l'excitation ou l'adynamie de la dothiénentérie n'est pas cette « excitation ébriétatique, jactitionnante » qu'on observe dans l'infection du système nerveux par le pyogène et le bacille.

De plus, dans la dothiénentérie, les ganglions du pli de l'aine ou de l'aisselle ne sont pas hypertrophiés. En outre, les hémorragies nasales, épistaxis plus ou moins abondantes, se montrent au début et se renouvellent rarement dans la suite; tandis que dans la rhinite pyogéno-bacillaire elles peuvent exister pendant toute la période pyrétique et même en dehors.

Un adulte qu'on a vu longtemps vaquer à ses occupations avec entrain et sans présenter autre chose qu'une émaciation relative, tantôt un peu de diarrhée alternant avec de la constipation, souvent des ulcérations des gencives ou de petits abcès de cette région, quelques démangeaisons à la surface de la peau, quelques fourmillements de la langue, de temps en temps des douleurs rapides mais intenses, le long des membres supérieurs ou des membres inférieurs, un peu de vertige, des sueurs abondantes et très odorantes, brusquement, après un repas copieux, est obligé de s'aliter et la température indique ou 39° ou 39°,5.

L'examen buccal démontre les gencives sanieuses, ulcérées; la langue recouverte d'un enduit gris-jaunâtre à reflet bleuâtre vue obliquement; la muqueuse des lèvres, rouge hortensia, fendillée; le bord des narines rhagadeux laisse échapper une respiration nasale forte et bruyante; la muqueuse recouverte d'un mucus concrété est sanguinolente et couleur d'ocre.

Des selles gris sale, mais moulées, ont lieu ou péniblement ou par évacuation, accompagnées de bruits de gaz excessivement fétides. Les urines bourbeuses très ammoniacales contiennent peu souvent de l'albumine.

Les ganglions cervicaux, sus-claviculaires, inguinaux et axillaires, hypertrophiés et sont douloureux.

Les bruits du cœur sont lourds, souvent de sonnance métallique; le pouls est serré.

La respiration paraît voilée; le jeu des muscles thoraciques est lent et ils sont le siège de tressautements.

L'état de gravité peut persister pendant deux ou trois semaines, la température reste à 39°,5, et parfois le thermomètre indique 40°. Le mieux servient par degrés et comme il suit : le sommeil est meilleur, les douleurs musculaires sont moindres, les fonctions intestinales reprennent leur cours habituel ; les dire du malade sont plus précis, les bruits du cœur sont moins retentissants, les ganglions deviennent moins douloureux, moins volumineux.

La dothiénentérie en diffère par la symptomatologie indiquée plus haut ; de même d'ailleurs la tuberculose ganglionnaire proprement dite.

Tout le temps dans cette maladie pyogéno-bacillaire, l'infecté remue ses membres facilement, perçoit les sensations extérieures avec un peu de retard mais facilement, excepté aux derniers moments quand la mort termine la scène ; son intoxication encéphalique s'exhale en des phrases, en des « racontars » où il semble se plaire ; la face paraît comme avinée, les gestes sont familiers, confiants en beaucoup d'occasions ou au contraire hostiles et batailleurs en bien des cas ; tout le temps en cette maladie le malade « jactitionne » ou vocifère, mais sous forme de phrases tenant à des événements de ses sensations perçues et avant son état grave, et dans la marche de sa maladie.

La convalescence se fait assez rapidement.

TYPHUS PYOGÉNO-BACILLAIRE RÉNAL

Chez une personne de plus de quarante ans, à esprit curieux, à appétit, à caractère, entêtée, souvent d'une charpente corporelle au-dessus de la moyenne, à face très colorée, on dirait peinte, surtout après le repas, pendant longtemps des fatigues erratiques attirent l'attention sans inquiéter, de temps en temps ou après des travaux pénibles ou à la suite de supportance de températures froides ou humides, des démangeaisons plus ou moins cuisantes sont vers les extrémités des membres inférieurs qui sont hantées par des œdèmes plus ou moins fugaces.

L'urine plus lourde, plus épaisse, dégage une odeur ammoniacale et souvent nauséabonde; mais le patient continuera ses occupations, et un beau jour, après un semblant de surcroît d'activité et de bonne mine, une gêne respiratoire intense se déclare, le malade anhélant s'alite, il ne peut dormir; la gêne devient une dyspnée pénible, bruyante, vociférante; toute position autre que la position demi-assise lui est insupportable, le cœur en « tramontade » se précipite, bat à coups redoublés, le pouls grêle, serré indique son angoisse, sa fatigue en son fonctionnement irrégulier et exagéré; la face colorée, vermeille, a ses paupières non œdématiées, normales en aspect, ou peu s'en faut; mais à un examen attentif les conjonctives apparaissent d'une teinte faible ocre-verdâtre.

La constipation est opiniâtre.

L'esprit frappé de cet état morbide fait percevoir à l'entourage l'inquiétude.

L'examen des ganglions en démontre l'hypertrophie et dans la fosse iliaque et dans le pli de l'aine et dans la région cervicale.

La langue est recouverte d'un enduit pulvérulent, jaune et céruléen.

L'examen des urines à la chaleur, montre de l'albumine en quantité, mais sous forme d'amas gris-jaunâtre, se prenant en ratatinement aggloméré.

La quantité est telle qu'on ne voit plus le liquide ; toute la masse de l'urine semble solidifiée.

Cet état d'angoisse, de vocifération, de dyspnée horrible peut persister pendant plus de huit à dix jours ; puis la masse de l'albumine devient moindre ; l'élimination des principes toxiques se fait et la dyspnée disparaît peu à peu ; mais relativement assez rapidement. Le liquide, dans la masse d'albumine se fait voir en plus grande quantité et sa couleur est bleu clair, bleu céleste. Quand l'albumine gris-jaunâtre ratatinée a disparu, le liquide de l'urine apparaît bleu de ciel, très clair et à sa surface se collecte une couche blanche, mousseuse d'albumine ressemblant comme aspect à de la neige d'œufs battus.

Après un mieux relatif, la dyspnée disparaît, le sommeil revient, le pouls reprend son train régulier ; mais le mal s'indique évoluant par une émaciation musculaire croissante ; puis brusquement, sa vie s'alourdit, s'affaisse, la face paraît plus carminée, le pouls fuit et semble fuir et ne pas vouloir se faire percevoir. Les urines deviennent plus rares, moins abondantes, la prostration est extrême et le malade s'éteint.

L'œdème des membres inférieurs, toujours inégal ; une des jambes est toujours plus œdématiée que l'autre, augmente surtout après le paroxysme et se montre à son summum alors que les accidents ultimes vont éclater.

La mort peut survenir en très peu de temps ; souvent après un ou deux septénaires ; d'autrefois après la grande crise laquelle peut évoluer en un mois et demi, il se fait un répit de trois ou quatre mois, et la fin survient, inexorable.

TYPHUS RHINO-LABIO-GLASSO-PALATO PHARYNGÉE

Souvent un enfant, un adulte ou du sexe masculin ou du sexe féminin ont ressenti à l'ouverture des fosses nasales, sur le bord libre et la commissure des lèvres, des démangeaisons dont le summum se produisait peu de temps après les repas : et l'habi-

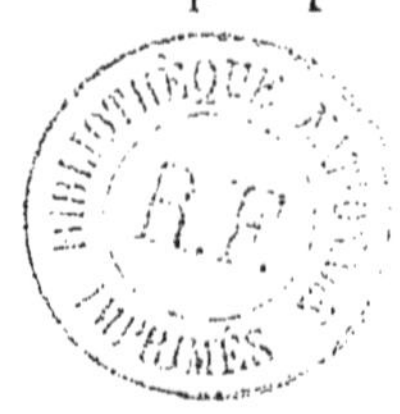

tus de ces organes qui montrait par leur coloration érythémateuse, leur desquamation, que le microbe les hantaient, les lésaient, les envahissaient. Leurs dents, leurs gencives ou leurs langues agacées par un mouvement morbide les inquiétaient ; leur voile du palais et l'épiglotte malhabiles leur procuraient de la toux, des sensations incommodes.

Les constricteurs du pharynx dérangés de leur fonctionnement par un apport étranger et troublant leur donnaient des sensations ennuyeuses. Leur estomac plus facilement émettait du gaz, leur intestin borborygmait d'une façon trop intense ; le système encéphatique et médullaire excités par l'infection au début, la nuit au lieu d'un sommeil calme et réparateur fournissait une sensation pénible, lourde, inquiétante, des soubresauts musculaires (1) de la « jactitomyalgie » si on peut désigner cet état ainsi. L'appétit diminuait, souvent des diarrhées s'établissaient et plus atteint, plus malade, alité, le patient présente les signes suivants : la face est blême, olivâtre, ou rouge pâle ; le nez érythémateux, les lèvres épaisses, fendillées, luisantes, écarlates ; les gencives et la muqueuse jugale sont recouvertes de plaques leucoplasiques assez étendues

(1) Tout son, tout bruit, produisant le rappel des mouvements physiologiques et se répétant en exagérant et leur fréquence et l'intensité de ses mouvements, mouvements musculaires des membres ou mouvements musculaires des viscères ne peuvent être pris pour de la symptomatologie.

qu'il ne faut pas confondre avec les plaques diphté-
ritiques, le voile du palais desquamé, rouge foncé,
recouvert d'une teinte jaunâtre, laisse apercevoir,
le débordant, les amygdales volumineuses, ulcérées
recouvertes, de même le fond du pharynx, d'un enduit muqueux, blanc jaunâtre, sanguinolent ; une
odeur désagréable s'échappe de la cavité buccale et
des fosses nasales.

L'air franchit difficilement le pharynx, et il
s'ensuit un bruit de ronflement sifflant qu'on peut
percevoir à distance : la température est élevée, 39°5,
quelquefois 40°, et continue ; les rémissions y sont in-
signifiantes. L'abdomen douloureux, souvent météo-
risé, fournit des sensations pénibles : l'insomnie est ;
la déglutition des liquides se fait difficilement.

La peau de la région cervicale, de la poitrine, de
la partie supérieure du thorax postérieur, fait voir
des lymphangites localisées en forme d'éruptions,
depuis l'éruption d'aspect milliaire confluent jusqu'à des traînées rouges indiquant les trajets des
réseaux, du réticulum infecté. Les ganglions cervicaux et sus-claviculaires sont manifestes ; il n'est
pas rare de rencontrer hypertrophiés ceux de l'aine
et de l'aisselle.

La respiration est pénible, non seulement par le
fait de l'obstruction mécanique partielle, des voies
respiratoires supérieures ; mais par l'apport dans
les lymphatiques pulmonaires par suite de l'enva-

hissement par infection descendante des ganglions bronchiques.

Le pouls rapide, serré présente de temps en temps des irrégularités.

L'auscultation dénote seulement un affaiblissement du bruit thoracique habituel ; on peut noter quelques râles muqueux peu intenses et se faisant entendre par périodes très espacées et des froissements peu éclatants.

Les urines brun foncé, épaisses, sédimenteuses renferment peu souvent de l'albumine.

La température et son cortège d'infection aiguë évolue, en quelques jours, quelquefois un jour ou deux ; quand la mort survient, la rapidité et la petitesse du pouls augmentent, le thermomètre dépasse 40°, et l'infection du système bulbaire et sa symptomatologie habituelle terminent la scène.

Pas secourus, quelques malades échappent à la mort; secourus et comme il faut, la température diminue par degré en l'espace de deux, trois, quatre jours ; la descente de la température est analogue à celle qu'on observe dans le retrait de la température des phlegmons.

Dès que la température est au-dessous de 39°, la symptomatologie décline et disparaît.

Le sommeil réapparaît, l'angoisse cesse, le cœur, le pouls et la respiration reprennent leur cours normal.

Souvent la muqueuse de l'orifice anal est ulcérée, les veines superficielles du pourtour de l'anus gonflées, violacées, la muqueuse lourde, déborde le sphincter.

Dans ces cas, outre le traitement habituel, pulvérisations bucco-pharyngées, créosotées et phéniquées, onctions huileuses, il faut matin et soir et même dans le milieu de la journée et de la nuit, un lavement avec un demi-litre ou un litre d'eau bouillie à laquelle on ajoute une cuillerée d'huile créosotée et une cuillerée d'une solution alcoolique de sublimé ; chaque lavement peut contenir quelques milligrammes de sublimé.

TYPHUS SOUS FORME DE DERMITES APYRÉTIQUES

De toutes les formes lentes, les plus fréquentes sont les plus ordinaires, depuis « les feux » de la peau jusqu'aux « peaux écaillées », « peaux de poissons », « peaux de reptiles », « peaux de grenouilles », « les peaux tigrées » (1), ainsi appelées en raison de ce que leur aspect présente de la ressemblance par quelques points, avec les revêtements cutanés de ces différents animaux.

(1) Les accidents syphilitiques cutanés, les plaques muqueuses au niveau des gencives et de la muqueuse jugale en diffèrent et parce qu'ils sont rebelles à ce traitement et parce qu'ils sont précédés de l'accident primitif, chancre.

D'autrefois plus intenses se font voir en véritable carapace; une de ces variétés les plus célèbres est celle qui affectait le « Prince Noir » de hargneuse mémoire.

Toutes ces variétés sont accompagnées de l'hypertrophie ganglionnaire et des altérations de la muqueuse gingivale. Dans le sexe féminin les altérations de la muqueuse des organes génitaux externes sont adéquates de désorganisation avec l'état morbide des téguments.

Le traitement en ces cas obvie à cette évolution lente mais incessante de désorganisation et des téguments et de l'organisme; il met le système nerveux à l'abri des irritations excitantes ou déprimantes caractéristiques de l'action des ptomaïnes produites par l'union des pyogènes et du bacille.

DERMITES AIGUES, APYRÉTIQUES, PYOGÉNO-BACILLAIRE

On les rencontre surtout chez les jeunes sujets principalement du sexe féminin.

Elles succèdent aux dermites apyrétiques habituellement.

Quand on se trouve en présence d'un cas de ce genre, on est frappé par l'aspect d'un corps qu'on dirait peint en marron foncé, à nuances les plus intenses sur la face, le cervix, la partie supérieure du thorax et les bas des jambes et les mains et les poignets; souvent en cette couleur d'or, comme les camelots en débitent sur leurs statues pour les enjoliver et les enrichir; souvent la couleur de la peau se rapproche d'un vieux bronze à reflets cuivrés : les muscles émaciés, tendus, laissent apercevoir les parties osseuses en saillies et surtout à la région cervicale, les ganglions se manifestent en relief; la physionomie animée, le regard triste, cherchent du remède à cette disparition lente et fièvreuse de la vie.

A examiner les organes on trouve que les lymphatiques surtout sont l'objet de l'infection; les troncs se sentent sous le doigt, les ganglions résistants et rénitents sont apparents; outre la région cervicale, les régions inguinale, axillaire, en sont affectées. On peut également les percevoir à la palpation dans les fosses iliaques et alors le danger est plus grand.

Tout le corps a la sensation de morfondu, de douleurs lentes, lancinantes, strictives, cuisantes. La main promenée à la surface de la peau y éprouve une sensation de granité. Sa surface est inégale, rugueuse.

Les poumons respirent mal, le cœur est agité.

Les urines épaisses, marron, ont une odeur fétide, souvent infecte.

La température est de 39°, 39°,5, souvent 40°.

L'intestin pris par l'infection, offre de la constipation ou de la diarrhée. Sous l'influence du traitement, en quatre ou cinq jours, l'hyperthermie disparaît et le mieux s'établit.

D'autres formes se résument en l'hyperthermie, l'hypertrophie ganglionnaire, et des éruptions d'acné plus ou moins confluentes ; souvent des éruptions analogues à des éruptions furonculeuses, à des abcès multiples du volume d'une noisette, à une grosse noix. Les éruptions d'acné laissent à la surface de la peau des « cicatrices stigmates indélébiles » ; en forme de cupule, elles ressemblent aux cicatrices des pustules varioliques.

TYPHUS CARDIO-PULMONAIRE

Une personne dont l'âge dépasse la cinquantaine, depuis longtemps affectée d'une infection de la conjonctive, laquelle la fait apparaître sous une couleur rouge jaune à fond verdâtre, ectropionée, — rongée sur les bords palpébraux, depuis un ou deux septénaires est mal à l'aise, courbaturée, morfondue, son sommeil est plus troublé ; les urines plus abondantes, mais d'une couleur très foncée ont donné à l'émission des sensations de picotement, de brûlures ; un essoufflement par intervalles s'est produit et tout d'un coup ou au réveil, ou bien dans la journée, ou dans la nuit, cet essoufflement est devenu une dyspnée pénible, effrayante ; le malade assis, replié sur lui-même, la parole entrecoupée, la face anxieuse, est anhélant. Le pouls rapide, serré, par moments bat à 120°, et parfois devient incomptable. La cage thoracique se manœuvre avec difficulté et précipitation : les temps de la respiration sont irréguliers, intervertis ; l'expiration semble bruyante, tandis que l'inspiration s'entend peu. L'oreille perçoit dans toute la hauteur de la poitrine, souvent plus massés d'un côté que de l'autre, des bruits humides et sonores et un ton respiratoire analogue au bruit de souffle des respirations supplémentaires ; la percussion indique un affaiblissement notable de la sonorité ; mais on ne trouve ni la matité de la pneumonie ni celle de la pleurésie : les crachats sont aérés, spumeux, et ont un aspect albumineux. Une courbature en ceinture de l'abdomen, des côtés, et du dos, peine le malade. Pas de température, le thermomètre indique 36°,5 ; 37°, 38°.

Les phénomènes anormaux fournis par la percussion et l'auscultation dépendent de l'affaissement du poumon, de son inertie, dus à la transformation de son innervation.

Puis, en quelques heures, le pouls augmente encore de fréquence, le cœur tumultueux, affolé, ne suffit plus à sa fonction et le malade s'éteint.

Cette affection aura évolué en tout, et dans sa

période de prodromes aigus et dans sa période d'apogée et de fin, en 5o à 6o heures.

Elle est le résultat d'une absorption lente par la partie supérieure des voies digestives de ptomaï-nes fournies par la conjonctive altérée : ptomaïnes à infection lente, lesquelles ont envahi par infection ascendante tout le trajet du pneumogastrique jus-qu'à ses noyaux d'origine bulbaire ; cette infection les a intoxiqués, y déterminant une action anormale, excitante d'abord, et un arrêt de fonctionnement ensuite : cliniquement et pathogéniquement, le cœur et le poumon ne sont altérés que par contre-coup : les noyaux du pneumogastrique, intoxiqués par le poison pyogéno-bacillaire, constituent toute la maladie.

Comme on le voit, le pronostic de cette forme est des plus graves, et si la caféine, les grogs, le thé très lavé, l'huile aseptique créosotée ne produi-sent pas rapidement une transformation du contenu des lymphatiques au niveau des noyaux bulbaires d'origine du pneumogastrique, la mort est inévi-table.

FAÇON DONT LE TYPHUS PYOGÉNO-BACILLAIRE SE PRODUIT ET S'ACCROIT

Le pyogènes et ses différentes variétés, l'aureus, le ceruleus et l'albus ne sont pas rares et se rencontrent en tout lieu ; l'organisme de chacun peut en être envahi. Le bacille est fréquent. Les narines, l'orifice buccal, les conjonctives sont des portes d'entrée toute prètes à recevoir et à emmagasiner cette variété d'ennemis qu'on ne saurait trop redouter.

Les desquamations de l'épithélium, des muqueuses des voies nasales, des voies digestives supérieures, facilitent leur établissement ; ils s'y cultivent en tapinois, à la sourdine, corrompent la salive, laquelle régulièrement en imbibe les parois stomacales, altérant les glandes gastriques et dondant un milieu digestif impropre, lequel de plus en plus mêlé de cultures microbiennes, au lieu d'être aliment utile, les transportent dans les lymphatiques sous forme d'un chyle de mauvaise qualité et infecté à un degré plus ou moins élevé. Le chyle, poison lent en son activité et sa marche, altère la structure, la qualité physiologique et des lymphatiques des viscères digestifs et des glandes servant aux sécrétions et excrétions ; désorganise les ganglions et transforme l'organisme en un foyer lent de combustion morbide : les urines, les sueurs altérées, irritent, infectent et les organes génitaux et la peau, et toutes les cellules se trouvent prises entre deux foyers d'infection, l'un superficiel, l'autre profond. Pendant longtemps, il se fait dans le système lymphatique des organes et de la peau qui permet des ignitions localisées et sans trop de retentissement; puis, sous l'influence d'une fatigue plus grande, d'un repas plus copieux, qui, au lieu de relever les forces, détermine davantage l'infection; sous le coup de certaines pressions, de certains changements de température, l'incendie s'allume; de place en place tout le système lymphatique s'enflamme, et si le malade n'est pas secouru, il est perdu.

Et malheureusement bien souvent, trop souvent, hélas! malgré les soins les plus scientifiques, le malade meurt.

SES EFFETS IMMÉDIATS ET LOINTAINS

Ces quelques exemples montrent les effets terribles de cette maladie en sa forme pyrétique; ses effets moindres mais très nuisibles en celle apyrétique; mais de plus, souvent il se trouve que ce venin, ce purrhite (ce feu), ce poison, produit une action lente, désorganisante du système nerveux, et il n'est pas rare, de le voir se produire et se résumer de cette façon; l'esprit est imitateur, nosomane pourvu de calomnie et de kleptomanie et très souvent friand de pornographie. D'une façon générale, le caractère emprunte à l'action lente de cette infection la colère, l'esprit hargneux, indocile, le caractère morfondu: et ses grandes

lignes oscillent entre l'exagération et l'abaisse-
ment des pensées.

TRAITEMENT

Faire que tout le système lymphatique ne soit
pas l'objet ni de l'envahissement lent, ni de l'envahissement rapide et par les ptomaïnes des pyogènes et des bacilles, et par leurs colonies ; voilà
le but de ce traitement.

Or, il est une préparation qui répond à ce but,
c'est l'huile aseptique du professeur Panas.

Cette huile est rebelle à prendre et à faire culti-
ver les colonies et du pyogène et du bacille.

Cette huile, en simple onction, s'absorbe facilement et le réseau lymphatique sur une grande
étendue se trouve imbibé d'un liquide, lequel le
préserve et son contenu de l'infection ou s'y oppose
si elle est en voie d'évolution ; c'est le principe de
cette médication.

Elle reçoit facilement et la créosote et le sublimé et constitue ainsi une arme efficace contre
le pyogène et les bacilles et leurs ptomaïnes et
leurs dérivés.

L'iodure de sodium constitue la seconde arme.
Il permet au ganglion, en excitant sa fonction éli-
minatoire, de ne pas s'endormir, de résister et de
se débarrasser de ses produits d'infection.

Son emploi, alors que la température est élevée, doit se faire et chez l'enfant et chez l'adulte à petites doses et répétées.

Son emploi dans les cas apyrétique se fait comme à l'ordinaire.

Les lavements de sublimé, par milligramme, et d'eau bouillie sont la troisième arme qui permet de vaincre et de se rendre maître de cette terrible infection.

On peut les répéter toutes les 6 ou 7 heures, dans les vingt-quatre heures.

Cette huile, préparée suivant les indications et la formule du professeur Panas, sera utilisée de la façon suivante : la main nettoyée et désinfectée on oindra toute la surface du corps, à la dose d'une ou deux ou trois cuillerées à soupe ou davantage à chaque fois.

Elles seront plus fréquentes dans les cas pyrétiques que dans les cas apyrétiques.

La dose de créosote peut varier de 1 à 2 grammes pour 150 grammes ou 200 grammes d'huile pour les enfants de 1 jour jusqu'à 2 ou 3 ans. De 3 à 6 grammes pour les enfants plus âgés et pour les adolescents ; de 6 à 8 grammes et au delà pour les adultes. Quelques grammes d'alcool officinal pur sont nécessaires pour dissoudre entièrement la créosote. L'huile aseptique créosotée sera donc instituée et comme préservatif et comme moyen curatif.

Dans tous les cas pyrétiques, l'huile aseptique créosotée et les lavements de sublimé et d'eau bouillie sont absolument indiqués, nécessaires et efficaces.

Dans tous les cas apyrétiques l'huile créosotée et l'iodure de sodium suffisent.

Les gencives infectées seront traitées par des attouchements à l'acide chromique et les lotions buccales avec une solution de chloral, de créosote, de hêtre et d'alcool officinal mélangé à de l'eau bouillie, donneront les meilleurs résultats.

Les formes génitales seront soignées par des lotions de créosote, de hêtre et d'eau bouillie ; l'huile aseptique en onctions à la surface du corps, et l'iodure.

Toujours, on évitera aux malades la constipation; on tiendra l'intestin libre, soit à l'aide de lavements d'eau bouillie, soit à l'aide de préparations de vin de gentiane, de rhubarbe.

Les formes oculaires, conjonctivites et kératites, seront traitées par des collyres à l'huile aseptique contenant de 1 à 2 milligrammes de sublimé.

Les formes rhinites seront traitées et par l'huile aseptique à laquelle on ajoutera ou de l'iodoforme ou de la créosote et par des attouchements fréquents des parties de la muqueuse avec de l'eau bouillie tiède, contenant pour la valeur d'une cuillerée à soupe quelques gouttes de la solution suivante :